**Bibliografische Information der Deutschen Nationalbibliothek:**

Die Deutsche Bibliothek verzeichnet diese Publikation in der Deutschen Nationalbibliografie; detaillierte bibliografische Daten sind im Internet über http://dnb.d-nb.de/ abrufbar.



**Impressum:**


Druck und Bindung: Books on Demand GmbH, Norderstedt Germany
ISBN: 9783640566518

**Dieses Buch bei GRIN:**

http://www.grin.com/de/e-book/145301/aktueller-stand-probleme-und-perspektiven-der-versorgungsforschung-in

**Anja Hellmann**

# Aktueller Stand, Probleme und Perspektiven der Versorgungsforschung in Deutschland

## Eine Analyse, orientiert an der Koronaren Herzkrankheit

GRIN Verlag

HOCHSCHULE BREMEN
UNIVERSITY OF APPLIED SCIENCES

Hochschule Bremen
Fakultät 3
Internationaler Studiengang für Pflege- und Gesundheitsmanagement (ISPG)

# Aktueller Stand, Probleme und Perspektiven der Versorgungsforschung in Deutschland

- eine Analyse, orientiert an der Koronaren Herzkrankheit-

Hausarbeit

Semester: Sommersemester 2009

eingereicht von: Anja Hellmann

eingereicht am: 13. August 2009

# Inhaltsverzeichnis

## Abkürzungsverzeichnis

| | |
|---|---|
| AHRQ | Agency for Healthcare Research and Quality |
| AIDS | Acquired Immune Deficiency Syndrome |
| BIP | Bruttoinlandsprodukt |
| BMBF | Bundesministerium für Bildung und Forschung |
| BMG | Bundesministerium für Gesundheit |
| BMI | Body- Mass- Index |
| BQS | Bundesgeschäftsstelle Qualitätssicherung |
| COPD | chronic obstructive pulmonary disease |
| COURAGE | Clinical Outcomes Utilizing Revascularization and Aggressive Drug Elevation |
| DMP | Disease- Management- Programme |
| DNVF | Deutsches Netzwerk Versorgungsforschung e.V. |
| DRG | Diagnostic Related Groups |
| EDV | elektronische Datenverarbeitung |
| EKG | Elektrokardiogramm |
| EuroASPIRE | European Action on Secondary Prevention through Intervention to Reduce Events |
| G-BA | Gemeinsamer Bundesausschuss |
| GKV | Gesetzliche Krankenversicherung |
| HIV | Human Immunodeficiency Virus |
| HTA | Health technology Assessment |
| IQWIG | Institut für Qualitätssicherung und Wirtschaftlichkeit im |

| | Gesundheitswesen |
|---|---|
| KHK | Koronare Herzkrankheit |
| morbiRSA | morbiditätsorientierter Risikostrukturausgleich |
| NRW | Nordrhein- Westfalen |
| NVL | Nationale Versorgungsleitlinie |
| PCI | perkutan coronare Intervention |
| RCT | randomized controlled trial |
| RKI | Robert Koch Institut |
| SGB V | Sozialgesetzbuch fünf |
| USA | United States of America |
| VFA | Verband forschender Arzneimittelhersteller |
| z.B. | zum Beispiel |
| ZVFK | Zentrum für Versorgungsforschung Köln |

## Einleitung

Der demographische Wandel mit seinen volkswirtschaftlichen Faktoren ist weithin bekannt und auch insbesondere die Problematik der Finanzierung unseres Gesundheitswesens wird viel diskutiert. Jedoch stellt sich die Frage, ob sich Kosten zum Beispiel durch Disease- Management Programme (DMP), integrierte Versorgungsformen oder leitliniengerechter Medizin reduzieren lassen.

„Die Eminenzbasierung des Systems wurde zunehmend abgelöst durch die Forderung nach einer Evidenzbasierung[1]. Gesundheitliche Leistungen sollen nur noch erbracht und finanziert werden, wenn ihr Nutzen auf Basis wissenschaftlicher Studien gezeigt werden konnte“ (Görres, 2007, S.5). Dieser Aufgabe stellt sich die Versorgungsforschung. Sie verbindet viele Disziplinen zu einer und möchte Schnittstelle von Theorie und Praxis sein um die Ergebnisse in die Praxis umsetzen zu können.

In meiner Arbeit möchte ich die Versorgungsforschung als eigenständige Disziplin erläutern und anhand von Beispielen, orientiert in erster Linie an der Koronaren Herzkrankheit (KHK), Problembereiche aufzeigen. Insbesondere stellt sich mir als erstes die Frage nach der Bedeutung der Versorgungsforschung und der Gründe dafür, dass sie in Deutschland momentan relativ wenig Beachtung erhält, wenn man dies mit anderen Ländern, wie die USA oder skandinavische Länder, vergleicht. Des weiteren möchte ich meine Frage um die Perspektiven und somit möglichen Aufgabenbereiche der Versorgungsforschung erweitern.

Insbesondere durch meine Arbeit als Gesundheits- und Krankenpflegerin auf kardiologischen Stationen in verschiedenen Krankenhäusern ist mir aufgefallen, dass unterschiedliche Behandlungsmethoden bei Patienten[2] mit gleicher Ausprägung der KHK angewandt werden. Es werden also unterschiedliche Leitlinien verwen-

---

[1]Evidenzbasierte Medizin ist der „gewissenhafte, ausdrückliche und vernünftige Gebrauch der gegenwärtig besten externen, wissenschaftlichen Evidenz für Entscheidungen in der medizinschen Versorgung individueller Patienten." (Niehoff, 2007, S. 152).

[2] In vorliegender Arbeit wird durchgehend die männliche Schreibweise gewählt. Dieses soll lediglich der besseren Lesbarkeit dienen und nicht als Diskriminierung verstanden werden.

det, was zwangsläufig zu meiner ersten Frage führt, welche die bessere und richtige Therapie aus Sicht der Patienten und aus ökonomischer Sichtweise ist und was die Gründe für diese Diskrepanzen sind.

# 1 Definition KHK

Da im Weiteren die KHK häufig erwähnt wird und eine bedeutende Rolle spielt, möchte ich diese kurz definieren und auf die möglichen Therapiemaßnahmen eingehen:

Die koronare Herzkrankheit (kurz: KHK) beschriebt eine Mangeldurchblutung (Ischämie) und einen dadurch bedingten Sauerststoffmangel (Hypoxie) des Herzmuskels durch stenosierte oder verschlossenen Koronararterien in Folge einer Arteriosklerose. Je nachdem wie viele der drei Hauptarterien (RIVA, RCX, RCA) betroffen sind, spricht man von einer 1-, 2- oder 3- Gefäß- Erkrankung. Sie wir in vier Schweregrade (I- IV) unterteilt. Schätzungsweise sind 5- 10% der männlichen Bevölkerung von der KHK betroffen. Risikofaktoren zur Erlangung einer KHK sind Rauchen, Diabetes mellitus, Hypercholesterinämie, Arterielle Hypertonie, körperliche Inaktivität, Adipositas, sowie das Geschlecht (Männer sind häufiger betroffen), Alter und die familiäre Vorbelastung. Leitsymptom der KHK sind Angina- Pectoris- Anfälle mit einigen Sekunden bis Minuten anhaltenden drückenden Schmerzen mit Beklemmung und einem Engegefühl im Brustbereich. Von einer stabilen KHK spricht man, wenn die Schmerzstärke konstant ist und bei gleicher Anstrengung wieder entsteht. Weitere Manifestationen der KHK sind das Akute Koronarsyndrom/Herzinfarkt, Herzinsuffizienz, Herzrhythmusstörungen, sowie der plötzliche Herztod in Folge von Kammerflimmern.

Die Diagnose wird anhand der Symptomatik, EKG, Echokardiographie, Blutergebnissen, sowie im Sonderfall anhand der Myokardszintigraphie und der Koronarangiographie gestellt.

Die Behandlung erfolgt je nach Ausprägung in erster Linie mit den vier Basismedikamentengruppen: Betablocker, ACE- Hemmer, Azetylsalicylsäure (z.B.: ASS) und Statine. Weitere wirksame Medikamente sind Nitrate und Kalziumantagonisten. Koronarinterventionelle Verfahren sind die Herzkatheterverfahren und die Bypasschirurgie. Bei den Katheterverfahren wird über die Arteria Femoralis ein Katheter bis zum Herzen vorgeschoben, um dort mit Hilfe von Kontrastmitteln die Diagnose zu sichern, Stenosen mit einem Ballon zu dilatieren und/ oder einen Stent mit oder ohne Medikamentenbeschichtung einzusetzen. Trotz der direkten Revaskularisation kommt es gelegentlich (20-40%, abhängig vom Verfahren) zu Restenosen. Bei der Bypasschirurgie werden dem Patienten zuvor entnommene Venen als ‚Ersatz' für die Koronararterien eingesetzt. Der Eingriff verläuft mit Hilfe der Herz- Lungen- Maschine und endet für 4% der Patienten letal. Des weiteren stellt eine Umstellung der Lebensgewohnheiten einen wichtigen Ansatz der Sekundärprävention dar (Menche, 2005).

# 2 Ausgangslage

Zur Übersicht möchte ich die Ausgangslage im Gesundheitswesen an vier beispielhaften Punkten beschreiben:

Die gesundheitliche Versorgung der Versicherten in Deutschland ist im SGB V geregelt. Der Gesetzgeber sieht eine bedarfsgerechte, gleichmäßige, dem allgemein anerkannten Stand der medizinischen Kenntnisse entsprechende, ausreichende, nicht das notwendige Maß überschreitende, zweckmäßige, wirksame, wirtschaftliche und humane Versorgung vor (SGB V, 2008, § 70). Ob diese Kriterien immer erfüllt werden ist fraglich und deren Untersuchung ist Aufgabe der Versorgungsforschung. Über,- Unter- und Fehlversorgung sind allerdings in Deutschland nachgewiesen und Lösungsansätze müssen entwickelt werden. Die gesetzliche Vorgabe wird also häufig in der Realität nicht erreicht (Lauterbach, 2004). Regionale Unterschiede in der Versorgung gehören zur Realität in Deutschland, wie auch die nicht zweckmäßige Behandlung von Patienten, was im weiteren Verlauf der Arbeit noch thematisiert und belegt wird.

Zusätzlich sind durch Änderungen im Gesundheitswesen neue Versorgungsstrukturen geschaffen worden, die evaluiert werden müssen. Die Integrierte Versorgung ist seit 2000 im Gesetz verankert und weitreichende Untersuchungen zum Outcome sind weiterhin offen. Das Disease-Management- Programm (DMP) existiert seit 2003, der morbiditätsorientierte Risikostrukturausgleich (morbiRSA) seit 2009. Hier wird sehr viel Geld investiert und dies sollte im Hinblick auf die Schwierigkeiten in der Finanzierung des Gesundheitssystems nur bedacht eingesetzt werden (Badura, 2005). Zudem fehlen in den neuen Versorgungsstrukturen Netzmanager, was hier insbesondere zu einem Mangel an Koordination und Kommunikation mit der Folge der steigenden Kosten führt (Pfaff, 2003).

Ein weiterer interessanter und kostenintensiver Punkt sind die medizinischen Behandlungsfehler. Es wird vermutet, dass in Deutschland jährlich 40.000 Behandlungsfehlervorwürfe entstehen mit einem durchschnittlichen Schadensaufwand von jeweils ca. 25.000 Euro (RKI, 2007).

Die chronischen Erkrankungen sind ein hoher Faktor für die Inanspruchnahme von Gesundheitsleistungen und somit für Kosten. Die Herz- Kreislauferkrankungen standen 2002 an der Spitze der Krankheitskosten und machten mit 35, 4 Milliarden Euro 15,8% der Gesundheitsausgaben aus. Die KHK allein machte sieben Milliarden Euro aus, wobei ein Großteil durch den stationären Bereich verursacht wurde (RKI, 2006).

Es existieren aus diesen Beispielen folgend viele Bereiche in der Gesundheitsversorgung in Deutschland, die einer Bearbeitung bedürfen. Die Versorgungssituation bedarf einer Evaluation von bereits bestehenden, wie auch neueren Formen der Versorgung, um eine wirtschaftliche und professionelle Versorgung zu gewährleisten, wie dies im SGB V beschrieben ist.

# 3 Versorgungsforschung- Übersicht

Um eine Verständnis für das Gebiet der Versorgungsforschung zu erreichen, möchte ich mit einer kurzen Übersicht beginnen. Hierzu werde ich im Folgenden nach der Definition und dem Gegenstand der Forschung auch die Aufgabenbereiche, Ziele und Methoden dieser erläutern:

## 3.1 Definition: Versorgungsforschung

Die AHRQ (Agency for Healthcare Research and Quality) gehört dem US- amerikanischen Gesundheitsministerium an und ist dort das zentrale Institut zur Bewertung medizinischer Maßnahmen. Die AHRQ ist international anerkannt und definierte Versorgungsforschung folgendermaßen: „Health services research examines how people get access to health care, how much care costs, and what happens to patients as a result of this care. The main goals of health services research are to identify the most effective ways to organize, manage, finance and deliver high quality care, reduce medical errors, and improve patient safety" (BMBF, 2008, S. 8).

Dies ist eine US- amerikanische, aber international anerkannte Definition – auf das deutsche Gesundheitswesen umgesetzt definierten Halber, Pfaff und Schrappe in Lauterbach (2004):

„Versorgungsforschung untersucht den Einfluss von Maßnahmen der Gesundheitsversorgung auf die Gesundheit von individuellen Patienten und Populationen, auch mit Betrachtung ökonomischer Einflüsse, vor allem in der realen Versorgungssituation, durch multidisziplinäre Zusammenarbeit mit vielfältigen Ergebnismaßen (Mortalität, Morbidität, funktioneller Zustand, geistiges und seelisches Wohlbefinden und andere Aspekte gesundheitsbezogener Lebensqualität)".

## 3.2 Gegenstand der Versorgungsforschung

Innerhalb des Gesundheitssystems gibt es vielfältige Beziehungen und Wechselwirkungen zum Beispiel zwischen Patient, Leistungserbringer und Krankenkasse. Um zu verstehen wie die Versorgungsforschung hier ansetzt ist das systematische Modell des Versorgungssystems sehr gut geeignet (Abbildung 1).

Der **‚Input'** in dem Modell sind in erster Linie der Patient, welcher risikobezogen ist (Alter, Geschlecht, Vorerkrankungen,...), sowie das Personal, die Finanzierung, welche ressourcenbezogen sind (Ausbildung, Höhe der Finanzierung,...). Hier wird untersucht wie groß der Bedarf und die Nachfrage an einer Leistung sind und wie hoch die tatsächliche Inanspruchnahme ist. Des weiteren werden auch Ausbildung, Fehlzeiten etc. des Personals mit in die Untersuchung eingeschlossenen. Als **‚Throughput‘** ist die Struktur der Versorgung sowie die einzelnen Versorgungstechnologien bezeichnet. Hier wird also der Input zu einem Output innerhalb des Systems verarbeitet (z.B.: Anwendung von Leitlinien, Wartezeiten, Versorgungspfade). Der **‚Output‘** kennzeichnet die Versorgungsleistung als solches z.B.: Wie viel KHK- Patienten sind leitliniengerecht versorgt worden?...). Abschließend ist das **‚Outcome‘** wesentlich, da hier das eigentliche Resultat deutlich wird, wie der Gewinn oder Verlust an Lebenszeit oder Lebensqualität oder die Vermeidung von Komplikationen (Pfaff, 2003; Hey, 2006; VFA 2009).

Versorgungsforschung bezieht sich hierbei sowohl auf die Mikroebene der Gesundheitssystemforschung, wie Krankenhäuser oder Arztpraxen, als auch auf die Rahmenbedingungen, wie die gesetzlich geregelten Versorgungsstrukturen (Janßen, 2007). Laut Lauterbach (2004) verknüpft die Versorgungsforschung verschiedenen etablierte Disziplinen miteinander, wie den Bereich der Epidemiologie, Public Health, Gesundheitsökonomie, Qualitätsmanangement, medizinische Soziologie und die klinischen Fachgebiete (Allgemeinmedizin, etc.). Diese Integration der Fachgebiete kann allein durch die Versorgungsforschung institutionell abgesichert werden (Pfaff, 2003; Lauterbach, 2004).

Die Versorgungsforschung selbst wird auch erneut in Teildisziplinen (Abbildung 2) unterteilt: Die **Bedarfs- und Inanspruchnahmeforschung** ist ein Bereich. Hier soll herausgefunden werden von welchen Faktoren eine tatsächliche Inanspruchnahme abhängt und was durch das Laiensystem (Freunde, Familie) bereits abgedeckt wird. Die **Organisationsforschung** beschäftigt sich mit den einzelnen Gliedern der Versorgungskette und deren Beziehungen zueinander, betrifft demzufolge den „Throughput“ innerhalb des Versorgungssystems. Das **Health Technology Assessment (HTA)** soll die Praxis und Politik beraten und bei der Entscheidungsfindung zu Investitionen in Gesundheitstechnologien unterstützend wirken (siehe Kapitel 3.4). Das Verhältnis von Kosten und Nutzen wird in der **Versorgungsökonomie** analysiert und stellt auch das Verhältnis von ‚Input‘ und ‚Output‘, bzw. ‚Outcome‘ dar. Ein wichtiger Punkt ist auch die **Qualitätsfor-**

**schung**, die sich im besonderen mit der Struktur,- Prozess,- und Ergebnisqualität befasst. Abschließend untersucht die **Versorgungsepidemiologie** den Einfluss des ‚Throughputs' auf das ‚Outcome'- die Wirksamkeit von Therapiemethoden und Leitlinien aus der alltäglichen Praxis (Effectiveness) im Gegensatz zu der in Studien erwiesenen absoluten Wirksamkeit (Efficiency) (Pfaff, 2003; Lauterbach, 2004).

## 3.3 Aufgaben und Zielsetzung der Versorgungsforschung

Sowohl das BMBF (2008) als auch Janßen (2007) sehen identische fünf Aufgabenbereiche der Versorgungsforschung:

An erster Stelle steht die **Deskription**, die dazu beitragen soll ein realistisches Bild der Versorgungssituation in Deutschland zu erlangen. Hier sollen Daten jeglicher Form zusammenlaufen, die eine Übersicht ermöglichen über erbrachte Leistungen im stationären und ambulanten Bereich von ärztlichem und nicht- ärztlichem Personal, Heil,- und Hilfsmitteln und Studienergebnissen. Es gibt in diesem Bereich noch vielfältige Probleme, da viele Leistungen von nicht- ärztlichem Personal nicht oder unzureichend erfasst werden, einige Leistungen keinen direkten Diagnosen zugeordnet sind, sowie durch die ‚Versäulung' und dem gleichzeitig unzureichendem Schnittstellenmanagement des Gesundheitswesens eine erschwerte Übersicht über alle diagnoserelevanten Maßnahmen zu erhalten ist. Des weiteren bleibt die subjektive Einschätzung der Patienten oft zu wenig berücksichtigt.

Die **Schaffung von Versorgungsstrukturen** ist eine zweite Aufgabe, die auch die Bewertung und Umsetzung der Strukturen beinhaltet. Durch die Auswertung der oben genannten Daten sollen evidenzbasierte Strukturen entwickelt, im Rahmen von Modellprojekten umgesetzt und schließlich evaluiert werden.

Anhand der an erster Stelle genannten Deskription und Analyse dieser Daten können auch Fehler von bereits vorhandenen Strukturen und Prozessen aufgedeckt werden, welche somit behoben werden können. Die **Qualitätssicherung** ist somit die dritte Aufgabe. Diese bezieht sich auf alle Bereiche des Systems und betrifft sowohl Diagnostik und Therapie anhand von Leitlinien, wie auch den EDV- Bereich.

Des weiteren beschäftigt sich die Versorgungsforschung mit der **gesundheitsbezogenen Kommunikation und Ausbildung**. Hiermit ist zum einen die Patienteninformation berücksichtigt, welche sich nach Ergebnissen des RKI in erster Linie mehr Informationen zu Krankheitsbildern, Therapie, Nebenwirkungen und alternativen Heilverfahren wünschen. Zudem werden die kommunikativen Kompetenzen der deutschen Ärzte im europäischen Vergleich als eher unzureichend bewertet (Tabelle1) (RKI, 2006). Zum anderen spielen aber auch Aus,- Fort,- und Weiterbildung des Personals eine wichtige Rolle in der Analyse.

Die **ökonomischen Aspekte** bilden den fünften Aufgabenbereich. Hier spielt die Finanzierung und Vergütung des Gesundheitssystems eine tragende Rolle. Gerade die stetig steigenden Gesundheitsausgaben von 186,5 Mrd. Euro (1995) auf 245 Mrd. Euro (2006) (Tabelle 2) und der steigende Anteil der Ausgaben am BIP (Tabelle 3) vor dem Hintergrund des demographischen Wandels zeigen deutlich die enorme Bedeutung der Thematik (RKI, 2009). Die Wirtschaftlichkeit der Versorgung ist auch für die gesetzliche Krankenversicherung (GKV) sehr wichtig, spätestens seit Einführung des Gesundheitsfonds müssen Kassen positive Bilanzen aufweisen um weiter existieren zu können. Explizites Ziel dieser ist „die Unterstützung vielversprechender sowie die kritische Begleitung zweifelhafter Untersuchungs- und Behandlungsmethoden" (BMBF, 2008, S.7).

Pfaff (2003) definiert die fünf Aufgabenbereiche anders, wenn auch nicht widersprüchlich. Er sieht an erster Stelle die Analyse der Versorgungssituation, welche die von Janßen angesprochene Deskription beinhaltet und sich mit dieser deckt. Die zweite Aufgabe ist bei Pfaff die Gesundheitsvorsorge durch die HTA- analoge Bewertung von Maßnahmen. Dies definiert Pfaff weitaus präziser als Janßen, wobei Janßen in der Aufgabenbeschreibung der ‚Schaffung von Versorgungsstrukturen' die zweite und dritte Aufgabe von Pfaff mit einbezieht. Diese dritte Aufgabe ist die Entwicklung von evidenzbasierten Leitlinien. Des weiteren bezieht Janßen die vierte Aufgabe (gesundheitsbezogene Kommunikation) sowohl auf die Patienten, wie auch auf das Personal, wobei Pfaff allein die laienverständliche Information für den Nutzer thematisiert. Auch in der fünften Aufgabe legen beide unterschiedliche Schwerpunkte. Während Pfaff die Entwicklung der Methodik in den Vordergrund stellt, Bezieht sich Janßen auf das allgemeinere Blickfeld der Ökonomie im Gesundheitswesen (Pfaff, 2003; Janßen, 2007).

Besonders vor dem Hintergrund des viel diskutierten morbiRSA wird deutlich wie wichtig die Abschätzung von Folgen ist, die verschiedene Änderungen im Gesetz und somit in den Versorgungsstrukturen haben und was schließlich die Konsequenz für die Versicherten ist. Dies wäre auch bei Einführung der Praxisgebühr 2004 sinnvoll gewesen, um direkt Probleme zu erkennen (soziale Härten von chronisch Kranken) und direkt eine Lösung zu entwickeln, bevor viel Geld in eine spätere Änderung der Regelung investiert werden muss (Janßen, 2004).

Ziel der Versorgungsforschung ist es allen Patienten den Zugang zu Gesundheitsleistungen zu ermöglichen, die hochwertig und bezahlbar sind. Hierfür soll fachübergreifendes Wissen über die Kranken- und Gesundheitsversorgung zur Verfügung gestellt werden um durch kausale Zusammenhänge das System zu verbessern. Das Ziel ist es ein patientenorientiertes, hochwertiges, bezahlbares Gesundheitswesen zu schaffen (BMBF, 2008). Pfaff (2003) formuliert noch deutlicher, dass ein finanziell unabhängiges Urteil von Fachgesellschaften grundlegend zur Entwicklung evidenzbasierter Leitlinien sei und die Ziele sowohl eine größere Transparenz der Leistungen des Systems, sowie auch eine verstärkte Laienverständlichkeit seien.

## 3.4 Methoden der Versorgungsforschung

Durch die Multidisziplinarität der Versorgungsforschung und die zusätzlich diversen Aufgabenbereiche ergibt sich eine Vielzahl von Methoden, die in diesem Bereich zum Einsatz kommen. Wie bereits erwähnt sind die Aufgabenbereiche der Versorgungsforschung sowohl das Beschreiben, wie auch Analysieren, Neuentwickeln, Informieren und Evaluieren. Dementsprechend gibt es sowohl deskriptive, analytische, wie auch evaluierende Methoden und auch quantitative und qualitative Methoden. Eine deskriptive Fragestellung wäre zum Beispiel die nach der Inzidenz von KHK- Patienten in Deutschland im letzten Jahr. Hierzu würden Routinedaten erhoben werden. Andere Methoden für den deskriptiven Ansatz sind zum Beispiel die Patientenbefragung oder eine Kohortenstudie. Analysierende Fragestellungen sind nach der Kausalität gerichtet. Hierbei könnten Gründe für eine hohe Rate schlecht therapierter KHK- Patienten in einer bestimmten Region erfasst werden. Mögliche Methoden sind die Kohortenstudie und die Fall- Kontrollstudie. Im Bereich der Evaluation bedient sich die Forschung in erster Linie anhand der Randomisierten, kontrollierten klinischen Studie (RCT: randomized controlled trial) oder des bereits erwähnten HTA . Das HTA geht im allgemeinen folgendermaßen vor: Zunächst wird eine explizite Fragestellung entwickelt (z.B.: Erhöhen DMP die Lebensqualität der Teilnehmer?). Daraufhin erfolgt die Ermittlung der wissenschaftlichen Evidenz anhand der Qualitätssicherung, Kosten, generelle Wirksamkeit unter Idealbedingungen (Efficiency), der Wirksamkeit bei Alltagsbedingungen (Effectiveness), Angemessenheit, Zugangsmöglichkeit, rechtliche, soziale und ethische Faktoren, etc. Zusätzlich können weitere Studien und Daten herangezogen werden um nach der Bewertung zu einer Schlussfolgerung zu kommen. Weitere Kontrollen sind zur Aktualisierung der Ergebnisse notwendig. Der so genannte ‚Goldstandard' der Epidemiologie, die RCT, ist also nicht für alle Fragestellungen von Vorteil. Eine Frage nach dem Zugang zur Gesundheitsversorgung kann eine Umfrage sehr viel besser beantworten. Auch die Fragestellung sollte in allen Fällen genau bedacht sein. So kann sich die Frage nach der Effektivität des DMP auf ein bestimmtes Programm (KHK- DMP in Bremen oder KHK-DMP in Deutschland) oder das Versorgungskonzept als solches beziehen (DMP). Die Methodik hängt also von Faktoren wie Machbarkeit, Finanzierung, Zeitrahmen und dem Ziel der Forschung ab (Hey, 2006).

# 4 Entwicklung der Versorgungsforschung

Die Entwicklung der Versorgungsforschung in Deutschland beinhaltet den Problembereich dieser. Die Entwicklung hat später begonnen als in anderen Ländern und scheint sich zugleich nicht ausreichend weiterzuentwickeln. Im Folgenden werde ich einen Überblick über die Entwicklung in anderen Ländern im Vergleich geben und die Einrichtungen und Projekte der Versorgungsforschung in Deutschland vorstellen.

## 4.1 Versorgungsforschung- international

In Ländern wie Großbritannien oder der USA ist die Versorgungsforschung bereits seit über 50 Jahren etabliert, wobei diese in Deutschland erst seit circa 20 Jahren existiert. International wird dieses Fachgebiet als 'Health Services Research', 'Health Care Research' oder 'Outcome and Effectiveness Research' bezeichnet. Seit der Einführung der Fallpauschalen (DRG´s: Diagnostic Related Groups) in den 80-er Jahren im nordamerikanischen Raum erlangte dieser recht neue Zweig der Wissenschaft zunehmend Anerkennung. Es liegt keine verbindliche Definition der Versorgungsforschung für alle Länder vor, wobei sich aber die bereits erwähnte Definition der AHRQ von 1998 international durchgesetzt hat. Die einzelnen Fragestellungen, die jedes Land erörtert, hängen stark von dem jeweiligen Gesundheitssystem ab. Allerdings werden verschiedene Aspekte überall gleichermaßen diskutiert. In erster Linie ist die Finanzierung des Gesundheitswesens in vielen Ländern ein diskutiertes Thema. Hierbei steht zum einen der in vielen Industrieländern einsetzende demographische Wandel mit einer Überalterung und Reduzierung der Bevölkerung im Vordergrund, aber auch die zunehmende Multimorbidität mit vor allem chronischen Erkrankungen spielt eine bedeutende Rolle. Hier geht es in den verschiedenen Ländern vorrangig um die Entwicklung evidenzbasierter Leitlinien und der damit verbundenen Modernisierung der Versorgung. Hierdurch soll ein hochwertige und bezahlbare Versorgung gewährleistet werden, wobei nur Kosten für tatsächlich wirksame Methoden der Diagnostik und Therapie entstehen sollen. Ein anderer Bereich ist die Patientenorientierung. Hierbei steht besonders Großbritannien mit vielen Forschungen zu den Bedürfnissen und Erwartungen der Patienten im Mittelpunkt. In osteuropäischen Ländern steht die Ermittlung der Inzidenz und Prävalenz von bestimmten Krankheitsgruppen, wie HIV und AIDS oder Tuberkulose im Vordergrund, wobei im westeuropäischen Raum der Fokus zurzeit auf die psychischen Erkrankungen gerichtet ist. Ein anderer Punkt ist die Fragestellung nach der Rolle des Hausarztes. In einigen Ländern hat dieser eine Art ‚Gatekeeperfunktion' (Großbritannien, Skandinavien, Niederlande), wobei auch in Deutschland eine Annäherung zu diesem Thema mittels des Hausarztmodells geschaffen wurde. Generell haben viele Länder bereits eine Anerkennung und Integration der Versorgungsforschung in die wissenschaftliche Praxis erreicht, was in Deutschland zurzeit noch nicht gegeben ist, da hier die Versorgungsforschung wenig institutionalisiert ist und verschiedenen Einzelaktivitäten häufig nebeneinander stehen- anstelle einer Einheit (Janßen, 2007).

## 4.2 Einrichtungen der Versorgungsforschung in Deutschland

Bereits seit 1978 bündelt das Gesundheitsforschungsprogramm der Bundesregierung die verschiedenen Forschungsprogramme zu Prävention, Diagnose, Therapie und Nachsorge. Im Rahmen dieses Programmes wurde von 2000- 2008 der Förderschwerpunkt ‚Versorgungsforschung' gesetzt. Dieses wird vom **Bundesministerium für Bildung und Forschung (BMBF)** getragen und durch das **Bundesministerium für Gesundheit (BMG)** finanziert. In diesem Rahmen gab es drei Förderphasen, die ich kurz vorstellen werde. In der Phase I (2000-2003) ging es um die drei Kernbereiche: Behandlungsvariationen, Versorgungsverläufe bei Multimorbiden, älteren Menschen und Patienten mit starker Inanspruchnahme von Gesundheitsleistungen. Hier wurde beispielsweise ein Zusammenhang zwischen dem Wochentag des Arztbesuches und der Krankenhauseinweisung festgestellt und zusätzlich eine starke Varianz in der Einschätzung der Ärzte bezüglich der Notwendigkeit einer Einweisung. Im Bereich der Versorgungsverläufe wurde insbesondere auch die Zusammenarbeit unter den verschiedenen Berufsgruppen und zwischen den Sektoren des Gesundheitswesens untersucht, wobei besonders die häufig veränderte Medikation durch unterschiedliche Ärzte auffiel. Des weiteren wurde bei einigen ‚Vielnutzern' des Gesundheitswesens erkannt, dass häufig eine soziale Notlage, also ein Mangel an pflegerischer und betreuender Versorgung im Alltag eine Ursache für stationäre Aufnahmen waren. Eine Übersicht über die verschiedenen Projekte der ersten Förderphase bietet Abbildung 3. Die zweite Förderphase II erstreckte sich von 2003 bis 2006 (Abbildung 4). Hierbei stand die Behandlung chronisch Kranker im Mittelpunkt. Deutlich kam die besondere Bedeutung des Hausarztes bei der Betreuung der Patienten zum Ausdruck, eine nicht ausreichende Informationsvermittlung durch die Krankenkassen bezüglich des Wissens der Patienten über ihre Erkrankung, sowie eine Konzentration in der Diabetikerbehandlung auf junge, gesündere Diabetiker und eine dementsprechend tendenziell unterrepräsentierten Behandlung von älteren Diabetikern. In der Phase

III (2005- 2008) stand die Input- Output- Relation im Mittelpunkt (Abbildung 5). Das Ziel dieser Phase war es eine Gegenüberstellung von Aufwand und Nutzen zu erreichen, was somit eine Effizienz und/oder Effektivität der Versorgung verdeutlichen sollte. Sie zeigte also welche Behandlungsmethoden tatsächlich das benannte Ziel (Lebensqualität erhöhen, Heilung) erreichen (Effektivität) und welche das Ziel hierbei mit geringstem Aufwand erreicht hat (Effizienz).

**Das Zentrum für Versorgungsforschung Köln (ZVFK)** ist eine weitere Institution, die sich speziell mit diesem Fachgebiet befasst. Sie besteht aus elf Instituten der medizinischen Klinik Köln und wurde 2001 gegründet. Ziel ist es „eine leistungsfähige Versorgungsforschung zu betreiben, die Grundlagen- und Anwendungsorientierung verbindet" (ZVFK, 2008). Verbunden mit dem ZVFK ist auch die **Clearingstelle Versorgungsforschung NRW, das deutsche Netzwerk Versorgungsforschung (DNVF)** und das **Zentrum für klinische Studien Köln**. Einige aktuelle Forschungsschwerpunkte des ZVFK sind: Modellprojekte in der Behindertenhilfe, Behandlungsverläufe bei akutem Koronarsyndrom und Schlaganfall oder die Auswirkung unterschiedlicher Trägerstrukturen von Krankenhäusern auf die Qualität der Krankenversorgung in der Bevölkerung (Tabelle 4). Die Clearingstelle ist hierbei für die Durchführung von Workshops und Diskussionsrunden, dem Erstellen einer Datenbank „Versorgungsforschng NRW" und den regelmäßigen Veranstaltungen zum Austausch zwischen Ärztekammern, KV, Krankenkassen, medizinischen Fachgesellschaften, Förderungseinrichtungen und Leistungserbringern zuständig (Driller, 2008). Das DNVF führt regelmäßig Kongresse unter dem Titel ‚Deutscher Kongress für Versorgungsforschung' durch und ist für die interdisziplinäre Arbeit verantwortlich. Wie bereits zuvor erwähnt gibt es in Deutschland kein nationales Zentrum, das für die Versorgungsforschung deutschlandweit zuständig ist (ZVFK, 2008).

Der Förderschwerpunkt des BMBF war ein Weg in diese Richtung, allerdings nur zeitlich begrenzt. Wie sich die Forschung in diesem Bereich weiterentwickeln wird bleibt abzuwarten. Probleme sind hier erster Linie in fünf Bereichen zu lösen. Zunächst muss die Forschung verstärkt an Universitäten und Hochschulen verknüpft werden, nur so kann gezielt gefördert und wissenschaftlicher Nachwuchs an das Thema herangeführt werden. Die Karrierechancen für diese Wissenschaftler ist ein weiterer Punkt, da kaum jemand ohne Perspektive in diesen Fachbereich einsteigen möchte. Zudem sollte die Versorgungsforschung vermehrt international ausgerichtet werden- mit besonderen im Hinblick auf Länder, die in diesem Bereich bereits weiter vorangeschritten sind. Auch die Anerkennung aus gesellschaftspolitischer Sicht ist anzustreben. Aufgrund der finanziellen Problemlage im deutschen Gesundheitssystem ist allerdings ein Bedarf an evidenzbasierten Leitlinien durchaus gegeben. Besonders durch die Politik und Krankenkassen ist hier eine Unterstützung zu erhoffen und notwendig (BMBF, 2008).

Weitere Institutionen, wie die **Bundesgeschäftsstelle Qualitätssicherung (BQS)** und das **Institut für Qualität und Wirtschaftlichkeit im Gesundheitswesen (IQWIG)** bewerten regelmäßig verschiedene Maßnahmen im Gesundheitswesen und analysieren die Versorgungssituation- allerdings sind diese keine Einrichtungen der Versorgungsforschung als solches. Sie erarbeiten aber Ergebnisse, die der Versorgungsforschung von großem Nutzen sind (BQS, 2009; IQWIG, 2009)(siehe Kapitel 5.3.1; 5.4). Auch das **Programm für nationale VersorgungsLeitlinien (NVL)** erfüllt eine Aufgabe der Versorgungsforschung, ist aber kein expliziter Teil dieser, sondern ein Zusammenschluss verschiedener Einrichtungen (NVL, 2009).

# 5. Perspektiven für die Versorgungsforschung- Anwendungsbezogene Beispiele

Nachdem ich bereits die Versorgungsforschung als solches, sowie Probleme bei der Etablierung beschrieben habe, möchte ich nun mögliche Themenfelder erörtern, mit der sich die Versorgungsforschung befassen kann, um die Bedeutung der Entwicklung dieses Fachbereiches zu verdeutlichen. Insbesondere die ökonomische Perspektive soll hierbei im Mittelpunkt stehen, da die Finanzierung des Gesundheitssystems eine politisch aktuelle und bedeutende Diskussion darstellt. Die folgenden Beispiele sind keine Beispiele aus Einrichtungen der Versorgungsforschung, sondern Studienergebnisse, die einer weiteren Analyse und Maßnahmen bedürfen, die die Versorgungsforschung durchführen könnte.

Anhand der von Pfaff (2003) erwähnten Aufgaben der Versorgungsforschung: Analyse der Versorgungssituation, Prävention und Gesundheitsvorsorge und die Entwicklung evidenzbasierter Leitlinien, werden im Folgenden beispielhafte Perspektiven aufgezeigt:

## 5.1. Analyse der Versorgungssituation

Um die tatsächliche Versorgungssituation analysieren zu können, muss die Übertragbarkeit von Studienergebnissen auf den realen klinischen Alltag bedacht werden. Dies ist die Grundlage, um die folgenden Studienergebnisse einordnen zu können und um vorzeitige Schlüsse zu vermeiden. Die Analyse ist die erste und richtungsweisende Aufgabe für die Versorgungsforschung, die Einfluss auf alle weiteren Maßnahmen dieser ausübt.

### 5.1.1 RCT versus Klinikalltag

Um die tatsächliche Versorgungssituation zu analysieren bedient sich die Versorgungsforschung auch der Ergebnisse von verschiedenen randomisierten klinischen Studien. Hierbei ist allerdings zu beachten, dass häufig starke Diskrepanzen zwischen den Ergebnissen aus Studien und der Wirklichkeit im klinischen Alltag existieren. Dieser Unterschied ist in den bereits angesprochenen Bereichen von **‚Effectiveness'** (relative Wirklichkeit im klinischen Alltag) und **‚Efficiency'** (absolute Wirksamkeit in klinischen Studien) begründet (Lauterbach, 2004). Am Beispiel einer Studie des Institutes für Herzinfarktforschung von Wienbergen (2008) lässt sich dies belegen. Hier wurde die Übertragbarkeit der RCT auf den Klinikalltag anhand von Herzinfarktregistern untersucht. Auffällig ist hier insbesondere, dass sich die Ein- und Ausschlusskriterien für die RCT und das Herzinfarktregister stark unterscheiden. Nur etwa 10-50% der Patienten aus den Herzinfarktregistern wurden auch in den RCTs erfasst (‚Trialpatienten'). Bei genauerer Betrachtung der hospitalen Mortalität zeigt sich ein Unterschied von 7% (RCT- Patienten) zu 11% (‚Non- Trialpatienten'[3] aus den Registern) (Tabelle 5). Auch therapeu-

[3] Herzinfarkepatienten, die nicht den Einschlusskriterien der RCT entsprechen (Wienbergen, 2008).

tisch gesehen zeigen sich starke Unterschiede im Bereich des Nutzens der Therapie. In den RCTs ist der therapeutische Nutzen geringer, was an der verstärkten Aufnahme von Niedrigrisikopatienten liegt. Hochrisikopatienten sind verstärkt in den Registern zu finden und erhalten aus rein physiologischen Gründen einen höheren Nutzen durch eine therapeutische Maßnahme. Es zeigt sich also klar, dass die RCT nicht direkt auf den Klinikalltag übertragbar ist, da sie nicht mit den Ergebnissen aus Herzinfarktregistern übereinstimmen, welche alle Patienten mit einem Herzinfarkt ohne Ausschlusskriterien, wie Alter oder Symptomatik, beinhalten und somit den klinischen Alltag wiederspiegeln. Die Versorgungsforschung muss also bei der Aufgabe der Analyse der Versorgungssituation und der Evaluation von Leitlinien vermehrt den Fokus auf die relative Wirksamkeit richten um so ein valides Ergebnis treffen zu können (Wienbergen, 2008).

### 5.1.2 EuroASPIRE I, II und III

Ein weiteres Beispiel, das die Analyse der Versorgungssituation in verschiedenen europäischen Ländern, einschließlich Deutschland, verdeutlicht, sind die Studien EuroASPIRE (European Action on Secondary Prevention through Intervention to Reduce Events) I (1994), II (1999/ 2000) und III (2008) . Das Augenmerk lag in diesem Fall auf der Sekundärprävention von Patienten mit einer diagnostizierten KHK. Durch die gleichbleibenden Einschlusskriterien und ähnlicher Fallzahl sind die Studien miteinander vergleichbar. Auffällig ist, dass der Anteil der Patienten, die anhand der geltenden Leitlinien versorgt werden, steigt. Zum einen steht hier die medikamentöse Therapie im Vordergrund mit den vier Basismedikamenten zur Versorgung einer KHK (Acetylsalicylsäure, Betablocker, ACE- Hemmer, Statine). Hier zeigt sich ein konstanter Anstieg des Einsatzes bei gleichzeitig sinkenden Cholesterinwerten. Allerdings ist es auf der anderen Seite enttäuschend, dass nur 75% der Patienten mit ACE- Hemmer versorgt werden und gleichzeitig lässt sich bedingt durch nicht- ausreichende Medikation und physiologischen Bedingungen ein gleichbleibender Anteil von Patienten (55%) mit arterieller Hypertonie in allen Studien ermitteln. Zudem nimmt der Anteil der Patienten (1994- 2008) mit Übergewicht (77%- 83%), Adipositas (25%-38%) und Diabetes (17%-28%) zu, was auf eine starke Bedeutung der Sekundärprävention schließen lässt. Allerdings scheint diese bei vielen Therapeuten nicht ausreichend Berücksichtigung zu finden, da die Ergebnisse einen weiteren Entwicklungsbedarf aufzeigen. Diese Studien geben der Versorgungsforschung genug Anlass Gründe für diese Entwicklung zu ermitteln und Lösungswege aufzuzeigen. Eine veränderte Versorgungssituation würde in diesem Fall Folgebehandlungen, wie kostenintensive Therapien, eventuell verhindern können, was allerdings auch einer weiteren Untersuchung bedarf (Späh, 2008; Müller- Nordhorn, 2005).

### 5.1.3 Geschlechtsspezifische Analyse der Versorgung von KHK-Patienten

Janßen (2007) stellt in seinem Buch eine Zusammenfassung verschiedener Studien zu diesem Thema vor, da viele die gleichen Ergebnisse ermittelt haben. Grundlegend für die unterschiedliche Behandlung von Männern und Frauen im Bereich der Herzerkrankungen ist die Wahrnehmung der Herzerkrankung als ‚männliche' Erkrankung oder auch ‚Managererkrankung'. Dies erschwert die Entwicklung einer gleichwertigen Betreuung beider Geschlechter. Sowohl der Blick der Ärzte, wie auch der der Patienten ist durch diese Wahrnehmung getrübt und somit können Möglichkeiten zur frühen Therapie wie auch die Diagnostik eines Infarktes erschwert und behindert werden. Gerade die Diagnostik stellt sich als bedeutend dar. Frauen äußern häufig andere Symptome bei einem Herzinfarkt als Männer. Die in der Literatur beschriebenen typischen Symptome, wie retrosternale Schmerzen, Engegefühl, Todesangst und Unruhe (Menche, 2005), entsprechen also eher dem typischen Infarkt beim Mann. Frauen leiden hingegen häufiger unter Übelkeit und Rückenschmerzen. Eine Fehldiagnose und Verharmlosung sind hier häufig der Fall und eine erhöhte prähospitale Mortalität die Folge. Eine andere Erklärung für diese Folge bietet Janßen aufgrund weiterer Studien, die belegen, dass Frauen eine Herzerkrankung gleichen Ausmaßes weitaus weniger schwer beurteilen als Männer und somit seltener eine medizinische Behandlung erhalten. Im Bereich der Therapie erscheinen weitere Defizite in der Versorgung sowohl im Bereich der Akut- wie auch in der Langzeitversorgung. Die leitliniengerechte Therapie ist in der Akutsituation ein Herzkatheterverfahren, das laut BQS (2004) 69% der Männer, aber nur 50% der Frauen erhalten haben.

Auch die medikamentöse Einstellung weist deutliche Unterschiede auf. Die bereits angesprochene leitliniengerechte Therapie mit den vier Basismedikamenten ist laut mehreren unabhängigen Studien bei Frauen signifikant seltener eingehalten im Vergleich zu den männlichen Patienten. Die erhöhte intra- und posthospitale Mortalität bei Frauen wird also auch hier begründet sein. Zudem ist die Mortalität nach Bypass- Operationen höher, besonders im Bereich der unter 50- Jährigen Frauen im Vergleich zu gleichaltrigen Männern. Die Diskrepanzen mit der Folge der enormen Versorgungsunterschiede stellen einen wichtigen Aufgabenbereich der Versorgungsforschung dar. Hier ist ein großer Forschungs- und Handlungsbedarf gegeben (Janßen, 2007).

Die Versorgungsforschung hat die Möglichkeit anhand ihrer komplexen Methoden die angesprochenen drei Beispiele weiter zu analysieren und Lösungsmöglichkeiten zu entwickeln, die anhand einfacher Auswertungen verschiedener Studien nicht zu leisten sind. Eine bedarfsgerechte und gleiche Versorgung, wie sie im SGB V gefordert ist, ist hier noch nicht erfolgt.

## 5.2 Prävention und Gesundheitsvorsorge

Im Bereich der Prävention ist mir im Besonderen ein Modell aufgefallen, welches in Deutschland noch nicht verbreitet ist, aber international stärkere Anerkennung genießt. Die Verknüpfung von Gesundheitsvorsorge in den Gemeindealltag (Schulen, Nachbarschaften, Kurse) könnte eine Möglichkeit sein, welche alle Ebenen der Prävention (Primär, Sekundär, Tertiär) betrifft (Wiesemann, 2001).

## 5.2.1 Das Östringer- Modell/ Gemeindemedizin

Der Bereich der Gemeindemedizin, bei der die Gemeinde bei präventiven Maßnahmen, wie Sportkursen etc. mit eingebunden wird, ist in einigen skandinavischen Ländern und den USA bereits seit längerem erprobt und umgesetzt. Am Beispiel der Gemeinde Östringen (Baden- Württemberg) möchte ich dieses Modell vorstellen und seinen Platz im Bereich der Versorgungsforschung erläutern. Die Gemeindemedizin soll in erster Linie eine Schnittstelle zwischen dem Hausarzt und Public Health darstellen. Es betrifft den Bereich der Prävention und interveniert vor allem verhaltensmedizinisch. Bereits in den 70-er Jahren wurde dieses Konzept entwickelt, welches die drei Ebenen der Sprechstunde, Therapiegruppen und Gemeindetätigkeit miteinander verbindet. Während speziell ausgebildete Übungsleiter auf der Gemeindeebene im Rahmen von Sportgruppen, Beratungsangeboten oder Gesundheitsfördermaßnahmen an Schulen durch die Gruppen- Teilnehmer finanziert, arbeiten, handeln die betreuenden Ärzte häufig ehrenamtlich. Die Räumlichkeiten werden von der Gemeinde kostenlos zur Verfügung gestellt. Von 1991 bis 2000 nahmen in der Gemeinde Östringen 700 Personen an den Angeboten teil (2/3 mehrfach). Es zeigt sich deutlich, dass die teilnehmenden Patienten ein geringeres kardiovaskuläres Risiko aufweisen als bei den Praxispatienten. Hier ist aber auch die erste Schwachstelle des Modells, das auf Freiwilligkeit basiert, zu sehen. Gerade die werktätigen Männer zwischen 35 und 50 haben häufig das höchste Risiko und durchaus präventionspotential, nehmen aber selten an den Programmen teil. Die Effektivität des Modells wurde anhand von medizinischen Parametern, wie BMI, Blutwerte oder Blutdruck ermittelt und zusätzlich anhand der Patientenbefragung nach Zufriedenheit, Akzeptanz und Verhaltensänderungen. Die Anzahl der Raucher und Hypertoniker konnte je nach Gruppe um 15%- 65% reduziert werden (Wiesemann, 2001). Der große Spielraum von 50 Prozentpunkten lässt Raum zur Spekulation über mögliche Gründe und somit Verbesserungsmöglichkeiten. Im Rahmen der Versorgungsforschung müsste hier also im Besonderen eine Evaluation z. B. durch das HTA stattfinden, um eine mögliche Einführung in weitere deutsche Gemeinden zu überprüfen, ihre ‚Effectiveness' zu belegen und den Bereich der Finanzierung zu überdenken. Vor allem die ehrenamtliche Tätigkeit der Ärzte, sowie die Finanzierung allein durch die

Teilnehmer könnte zu Konflikten und somit einer mangelnden Partizipation führen.

## 5.3 Entwicklung evidenzbasierter Leitlinien

Das DMP soll nach evidenzbasierten Leitlinien vorgehen und somit auch mittels stetiger Evaluation zu einer weiteren Verbesserung der Leitlinien beitragen. Aus diesem Grund habe ich das DMP als Beispiel gewählt, da eine Evaluation hier von großer Bedeutung ist und durch die Varianz der Methoden ist die Versorgungsforschung geeignet eine weitere Evaluation durchzuführen und Verbesserungen zu entwickeln.

### 5.3.1 DMP: KHK

Die Disease-Management- Programme sind strukturierte Behandlungsprogramme zur Versorgung chronisch kranker, die das Ziel verfolgen sektorenübergreifend, evidenzbasiert und mit stetiger Verbesserung die Patienten zu versorgen. Seit 2003 existieren die DMP für Brustkrebs und Diabetes mellitus Typ 2, seit 2004 für die KHK, seit 2007 für Asthma/ chronisch obstruktive Lungenerkrankung (COPD) und seit 2008 für Diabetes Mellitus Typ 1. Die durchgeführten Evaluationen werde ich nun anhand des DMP KHK beschreiben. Im DMP wird genau beschrieben, wie eine KHK definiert ist und wie sie diagnostiziert werden soll. Des weiteren konzentriert sich das DMP auf die Definition von Therapiezielen, Therapieplanung anhand des individuellen Risikoprofils des Patienten und gibt auch genaue Therapiemaßnahmen vor. Bei der nicht- medikamentösen Therapie werden hierbei auch sekundärpräventive Maßnahmen wie die Raucherberatung, Ernährungsberatung, Sport, psychische, psychosomatische und psychosoziale Betreuung mit einbezogen, wobei diese einen wichtigen Anteil darstellen sollen (G-BA, 2005). Bei der Evaluation und Bewertung des DMP sind zwei grundlegend verschiedene Aspekte zu beachten. Zum einen hat das IQWIG einen möglichen Überarbeitungsbedarf für das DMP KHK anhand einer „systematischen Recherche aktueller evidenzbasierter Leitlinien und einer Synthese der generierten Kernempfehlungen“ erarbeitet, welches einen Aktualisierungsbedarf im Bereich der Risikoabschätzung, der medikamentösen Therapie und der Indikationsstellung zur Koronarintervention ergeben hat (IQWIG, 2008, S. 5). Zum anderen- und für die Versorgungsforschung weitaus interessanter ist aber die Frage nach einer grundsätzlichen Effektivität des DMP allgemein und des DMP KHK im speziellen. Hierzu hat Mattke (2007) eine Meta- Analyse verschiedener Studien über die DMP durchgeführt. 317 verschiedene Evaluationsstudien, die über die Datenbanken PubMed und MEDLINE herausgefiltert wurden und somit in einer Vielzahl von Ländern durchgeführt wurden, sind hier integriert. Die Indikatoren nach denen analysiert wurde waren der Versorgungsprozess als solches (z.B.: Einhaltung der Leitlinien), das Verhalten der Teilnehmer, mittelfristige Ergebnisse (z.B.: Cholesterinwerte), klinische Ergebnisse (z.B.: Mortalität), Patientenerfahrungen, Inanspruchnahme der Versorgung und ökonomische Effekte (z.B.: Kosten, Einsparungen). Insgesamt ergab sich für die einzelnen DMP eine sehr unterschiedliche Bilanz. Bei der KHK wurde eine signifikante Verbesserung in den Bereichen der Leitlinientreue, mittelfristiger Verbesserungen und der Patientenzufriedenheit erreicht. Zudem sank die Anzahl der stationären Behandlungen. Im Gegensatz hierzu konnten aber in den Bereichen des Patientenverhaltens, der klinischen Befunde und der ökonomischen Effekte keine Verbesserung ermittelt werden. Somit stellt sich das DMP KHK noch als eines der effektiveren Programme dar, da das DMP COPD/ Asthma in keinem Bereich eine Verbesserung hervorbrachte (Abbildung 6) (Mattke, 2007; Marstedt, 2007).

Allerdings beruht diese Meta- Analyse auf Programmen unterschiedlicher Länder mit unterschiedlichen Rahmenbedingungen und Patienten, welche aus epidemiologischer Sicht andere Risikofaktoren und Lebensstile haben. Eine Meta- Analyse mittels des HTA wäre auch in diesem Fall eine Aufgabe für die Versorgungsforschung in Deutschland um verlässliche Ergebnisse zu erhalten. Gerade in der aktuellen Situation in der Bevölkerung durch den demographischen Wandel ist besonders der ökonomische Aspekt von hoher Bedeutung, welcher einer grundlegenden Untersuchung aus einer Hand bedarf.

## 5.4 PCI versus konservative Therapie bei stabiler KHK- eine aufgabenübergreifende Analyse aus Sicht der Versorgungsforschung

Die PCI (Perkutane koronare Intervention) bezieht sich auf alle therapeutischen Maßnehmen (z.B.: Ballondilatation oder Stentimplantation), die mittels Linksherzkatheter durchgeführt werden können. Die Bundesgeschäftsstelle für Qualitätssicherung (BQS) analysiert die Versorgungssituation und bewertet diese. Sie stellt die Schnittstelle zwischen dem Gemeinsamen Bundesausschuss und den Ländern dar. Jährlich werden hier ca. 700 Krankenhäuser deutschlandweit für die Datengewinnung mit einbezogen und anhand verschiedenen Qualitätsindikatoren miteinander und mit den Leitlinien verglichen. Der erste Indikator bezüglich der durchgeführten PCI war die Indikationsstellung. So soll das Verhältnis zwischen therapeutischen und rein diagnostischen Eingriffen ausgewertet werden. In den untersuchten Jahren (2004 bis 2007) betrug der Anteil der therapeutischen Indikationen regelmäßig um 40%. Dieser Bereich liegt laut BQS im Toleranzbereich- allerdings ist eine deutliche Spannweite aufgetreten (2,7% bis 84,3%), die rein medizinisch nicht erklärbar ist. Hier ist zu vermuten, dass in einigen Häusern (>70%) die Indikation zur PCI zu großzügig gestellt wurde, während in anderen (<20%) die Indikation zur Herzkatheteruntersuchung zu großzügig gestellt wurde. Ein strukturierter Dialog ist hierbei erforderlich, d.h., dass die auffälligen Krankenhäuser angeschrieben und um eine schriftliche Stellungnahme gebeten werden. Weiter können die Häuser in der Umsetzung von Maßnahmen zur Verbesserung ihrer Qualität von der BQS unterstützt werden. Der Mindeststandard der PCI ist, dass diese möglichst selten durchgeführt werden soll, wenn keine Symptomatik und keine Ischämiezeichen vorliegen. In den Jahren 2004 bis 2007 ist dieser Wert erfreulicherweise konstant gesunken (von 5,9% auf 4,8%). Allerdings ist auch hier eine Spannweite von 0% bis 72,5% sehr auffällig und bedarf einer weiteren Untersuchung. Verbindliche Maßnahmen, wie sie durch die Versorgungsforschung eingeführt werden könnten, sind hier notwendig und würden sowohl die Kosten für die Prozeduren, wie auch das Risiko für die Patienten, für die eine solche Maßnahme tatsächlich überflüssig ist, senken. Bei der Erreichung des wesentlichen Interventionsziels sind fast alle Ergebnisse völlig zufriedenstellend. Nur wenige fallen knapp unter den Referenzbereich von 85%. Im Gegensatz hierzu ergibt sich bei der Auswertung aus dem vierten Qualitätsindikator, der In- Hospital- Letalität, erneut eine deutliche Spannweite zwischen den verschiedenen Kliniken. Ein Großteil der Häuser liegt im Durchschnitt von 2,3%, wobei der Toleranzbereich bis 5,2% reicht. Andere Häuser liegen aber deutlich über 8%, was einer weiteren Klärung bedarf. Auch im Bereich der verabreichten Kontrastmittelmenge überschreiten einige Häuser das Maximum (250 ml) und provozieren so häufiger auftretende nephrotoxische Nebenwirkungen. Auch diese Auffälligkeiten werden im strukturiertem Dialog geklärt (BQS, 2008).

Die Tatsache dass einige Ergebnisse aber über Jahre auffallend gleich unzureichend sind, zeigt, dass dieses Verfahren der BQS nicht ausreicht. Hier wird die Situation analysiert und nach Möglichkeiten der Änderung gesucht. Diese sind aber nicht verbindlich und werden nicht direkt überprüft. Nur eine umfassende Analyse einer Institution mit entsprechenden Befähigungen könnte methodische Standards und stetige Kontrollen einführen. Die Nachlässigkeit geht, wie dargestellt, zu Lasten der Patienten, die nicht professionell versorgt werden oder sogar risikoreiche Behandlungen erhalten, die nach dem aktuellem Stand der Wissenschaft überflüssig wären. Zum anderen verursacht dies Verhalten hohe Kosten, die alle Versicherten zu tragen haben und durch eine stetige, evidenzbasierte Versorgungsforschung zu vermeiden wären. Denn so wäre eine gewissenhafte Verwendung des Budgets eher sichergestellt. Des weiteren muss auch die Problematik bei der Durchführung von Studien, wie die des BQS, bedacht werden. Nicht nur regionale Unterschiede bezüglich der Patienten (Alter, Herkunft, Vorerkrankungen) müssen bei der Auswertung berücksichtigt werden, sondern auch die Herkunft der Daten. Durch Dokumentationsfehler oder einem Dokumentationsmangel können diese Daten der unterschiedlichen Häuser stark verfälscht werden. Eine Reduzierung der Fehler muss hier angestrebt werden.

Bezüglich der Einführung der evidenzbasierten Leitlinien muss sich die Versorgungsforschung auch mit dem Bereich der Effektivität der PCI befassen. Viele Studien wurden bereits durchgeführt, die die konservative Behandlung der KHK mit Medikamenten mit der Effektivität der PCI vergleichen. Besonders die randomisierte Studie COURAGE ( Clinical Outcomes Utilizing Revascularization and Aggressive Drug Elevation) (1999- 2004) ist in diesem Rahmen häufig zitiert und beschrieben. In dieser Studie wurden 2287 Patienten mit einer stabilen, chronischen KHK mit in die Untersuchung eingeschlossen, wobei einige eine PCI, andere eine optimale medikamentöse Therapie erhielten. Verschiedene Aspekte standen im weiteren Verlauf im Mittelpunkt: Schmerzfreiheit,- stärke,- frequenz, körperliche Einschränkungen, Zufriedenheit mit der Therapie und die Lebensqualität. Generell konnten nur geringe Unterschiede festgestellt werden, wie die Verbesserung der Lebensqualität und Beschwerden unmittelbar nach der PCI. Allerdings gleichen sich die Faktoren Lebensqualität und Veränderung des Schmerzes bereits wieder nach einem Jahr an und nach 36 Monaten sind kaum Unterschiede in der Bewertung zu erkennen (Tabelle 6). Des weiteren vermuten die Forscher einen Placebo- Effekt durch die PCI, da allein der Gedanke, dass die Koronararterien revaskularisiert worden sind, eine Symptomveränderung herbeiführen könnte. Auch Kaiser (2008) listet in seinem Artikel verschieden Studien auf, die alle zu einem ähnlichen Ergebnis wie die COURAGE gekommen sind. Allerdings muss hier erneut die Übertragbarkeit von klinischen Studien auf den klinischen Alltag überdacht werden. Die PCI hat die Behandlung von Patienten mit einem Akutem Koronarsyndrom und Herzinfarkt revolutioniert. In den Studien sind nur Patienten mit stabiler KHK erfasst worden, wobei aber schon hier auffiel, dass je stärker die Symptomatik ist, die Behandlung mittels PCI umso wichtiger wird. Die Versorgungsforschung könnte mittels dieser Ergebnisse und der des BQS bereits national verbindliche Standards erarbeiten. Sie hat zusätzlich aber die Möglichkeit noch weitere Studien in Auftrag zu geben oder andere Daten zu erfassen.

Alle genannten Beispiele sind nicht durch eine Einrichtung der Versorgungsforschung bearbeitet worden- können aber nur verbessert und evidenzbasiert einheitlich geregelt werden, wenn alle Ergebnisse in einer unabhängigen Institution zusammenfließen

## 6 Fazit

Deutschland gilt als vorbildlich, wenn es um die Gestaltung der Gesundheitsversorgung der Bevölkerung geht. Unsere Versorgung soll laut Gesetz bedarfsgerecht, gleichmäßig, dem allgemein anerkannten Stand der medizinischen Kenntnisse entsprechend, ausreichend, nicht das notwendige Maß überschreitend, zweckmäßig, wirksam, wirtschaftlich und human sein (SGB V, 2008, § 70). Doch inwieweit ist dies tatsächlich der Fall? Es gibt durchaus Potential auch unser vielfach gelobtes System zu verbessern. Andere Länder sind uns in diesem Bereich weit voraus. Sie haben die Versorgungsforschung viel eher in ihrer Bedeutung erkannt und sehen das hohe Weiterentwicklungs- und Einsparungspotential, das durch sie entstehen kann. Die Strukturen zur Bildung einer nationalen Versorgungsforschung sind in Deutschland verhältnismäßig schlecht ausgebildet, aber durchaus veränderbar. Die in Kapitel 4.2 erläuterten Faktoren, die zu einer möglichen Implementierung einer anerkannten und national einheitlichen Versorgungsforschung führen könnten, stehen hier im Mittelpunkt. Die Anbindung an die Universitäten ist grundlegend für verstärkte Forschung und der Einbindung von wissenschaftlichem Nachwuchs mit Interesse für dieses Fachgebiet. Wie andere Länder die Strukturen der Gesundheitsversorgung aus Deutschland übernehmen, so sollten wir uns ein Beispiel an einer Versorgungsforschung nehmen, wie sie in Großbritannien, USA und anderen Ländern bereits etabliert und anerkannt ist. Die Perspektiven, wie sie in Kapitel 5 beschrieben sind, geben durchaus Anlass zur Handlung und lassen auf Novellierungen innerhalb der Versorgung, sowohl der Kranken, wie auch der Gesunden, hoffen. Ich denke, dass nationale, verbindliche Standards, zum Beispiel im Bereich der Versorgung der KHK, durchaus einen großen positiven Effekt bezüglich der Qualität der Versorgung, wie auch im Hinblick auf die Ökonomie, erzeugen können. Die Diversität der Behandlungen, wie ich sie in meiner beruflichen Praxis erlebt habe und wie sie auch durch die Studien der BQS belegt sind, sind dadurch bedingt, dass die Kliniken nicht nach einheitlichen Standards arbeiten und ihnen durch fehlende Kontrolle die ‚freie Hand' gelassen wird - mit bereits erwähnten bedenklichen Folgen. Nach der Sichtung der gesamten Literatur bin ich von der Versorgungsforschung als solches überzeugt. Sie kann meiner Meinung nach einige der bestehenden Probleme im Gesundheitswesen lösen und sie hat die Möglichkeit durch die HTA und dadurch, dass bei ihr alle Informationen zusammen laufen könnten, die nötige Evaluation für das DMP, Integrierte Versorgung, morbiRSA und andere Strukturen und Prozesse zu leisten. Bei der Literaturrecherche ist mir im Besonderen aufgefallen, dass sich wenige Namen im Zusammenhang mit der Versorgungsforschung sehr häufig wiederholen. Holger Pfaff ist in beinahe jeder Quelle zitiert und er selbst ist Mitglied im ZVFK, wie auch im DNVF und einigen anderen Einrichtungen. Hier fehlt es meiner Meinung nach an zusätzlichem, konstruktivem Input durch andere Wissenschaftler- bestenfalls aus dem internationalem Bereich mit Kenntnissen aus der nationalen Umsetzung der Versorgungsforschung. Der Aufbau einer solch nationalen Einrichtung mit weitgehenden Kompetenzen ist noch nicht geplant und die Frage nach der genauen Gestaltung und den Verantwortlichen zur Gründung dieser bleibt nach wie vor bestehen und stellt die größte Hürde dar.

# Literaturverzeichnis

Bundesgeschäftsstelle Qualitätssicherung gGmbH (BQS) (2009). *BQS für Patienten.* [online]. Düsseldorf, Bundesgeschäftsstelle Qualitätssicherung gGmbH. Einsehbar unter: http://www.bqs-online.com/Webs/bqs/online/public/bqsfp/ [Stand: 31. Juli 2009].

Bundesministerium für Bildung und Forschung (BMBF) (2008) *Versorgungsforschung: Ergebnisse der gemeinsamen Förderung durch das BMBF und die Spitzenverbände der gesetzlichen Krankenkassen (2000- 2008).* Bonn, Berlin, Bundesministerium für Gesundheit.

COURAGE Trial Research Group (2008) *Effect of PCI on Quality of Life in Patients with Stable Coronary Disease.* [online].Newark, Christiana Care Health System. Einsehbar unter: http://content.nejm.org/cgi/content/full/359/7/677 [Stand: 28.Juli 2009].

Die forschendem Pharmaunternehmen (VFA) (2009) *Versorgungsforschung aus Sicht des VFA.*[online]. Berlin, Verband forschender Arzneimittelhersteller. Einsehbar unter: http://www.vfa.de/de/politik/positionen/versorgungsforschung.html [Stand: 31. Juli 2009].

Driller, E. und Schmidt, A. (2008) *Clearingstelle Versorgungsforschung NRW.* [online]. Köln, Bochum, Clearingstelle Versorgungsforschung NRW. Einsehbar unter: http://www.versorgungsforschung.nrw.de/content/ [Stand: 31. Juli 2009].

EUROASPIRE Study Group. (1997) EUROASPIRE: A Eurppean Society of cardiology survey of secondary prevention of coronary heart disease: Principal results. *European Heart Journal [online].* 18. Einsehbar unter: http://eurheartj.oxfordjournals.org/cgi/reprint/18/10/1569 [Stand: 28.Juli 2009].

EUROASPIRE Study Group. (2009) EUROASPIRE III: a survey on the lifestyle, risk factors and use of cardioprotective drug therapies in coronary patients from 22 European countries. *European Journal of Cardiovascular Prevention & Rehabilitation,* 16 (2), S. 121- 137. Abstract [online].

Gemeinsamer Bundesausschuss (G-BA) (2005) *Fragen und Antworten zum Disease- Management- Programm (DMP)* [online]. Berlin, Deutsche Gesellschaft für Unfallchirurgie.

Görres, S. und Kolip, P. (Hrsg.) (2007) *NutzerInnenorientierung im Fokus der Versorgungsforschung.* Ipp info. Ausgabe 05, Bremen, Universität Bremen.

Hey, M. und Maschewsky- Schneider, U. (Hrsg.) (2006) *Kursbuch Versorgungsforschung.* Berlin, Medizinisch Wissenschaftliche Verlagsgesellschaft.

Institut für Qualität und Wirtschaftlichkeit im Gesundheitswesen (IQWIG) (2006) *Zusammenhang zwischen Menge der erbrachten Leistungen und der Ergebnisqualität für die„Percutane Transluminale Coronare Angioplastie (PTCA)"*. [online]. Köln, IQWIG. Einsehbar unter: http://infomed.mds-ev.de/sindbad.nsf/778bf5d6b54bb45fc1256e9f004097fb/dc081860f0ffcf12c12571be00302274?OpenDocument [Stand: 28.Juli 2009].

Institut für Qualität und Wirtschaftlichkeit im Gesundheitswesen (IQWIG) (2008) *Systematische Leitlinienrecherche und -bewertung sowie Extraktion neuer und relevanter Empfehlungen für das DMP Koronare Herzkrankheit* [online]. Köln, IQWIG. Einsehbar unter: http://www.iqwig.de/download/V06_03_Abschlussbericht_Leitlinienrecherche_und_bewertung_fuer_das_DMP_KHK.pdf [Stand: 30. Juli 2009].

Institut für Qualität und Wirtschaftlichkeit im Gesundheitswesen (IQWIG) (2009) *Aufträge.* [online]. Köln, IQWIG. Einsehbar unter: http://www.iqwig.de/auftraege.52.html [Stand: 31.Juli 2009].

Janßen, C., Borgetto, B., Heller, G. (Hrsg.) (2007) *Medizinsoziologische Versorgungsforschung: Theoretische Ansätze, Methoden, Instrumente und empirische Befunde.* München, Juventa Verlag.

Kaiser, C. A. und Pfisterer, M. E. (2008) Konservative versus invasive Strategie in der Behandlung der chronisch koronaren Herzkrankheit: wir brauchen sie beide! *Kardiovaskuläre Medizin* [online], 11(7-8). Einsehbar unter: http://www.cardiovascular-medicine.ch/pdf/2008/2008-07/2008-07-046.PDF [Stand: 28.Juli 2009].

Lauterbach, K.W., Schrappe, M. (2004) *Gesundheitsökonomie. Qualitätsmanagement und Evidence- based Medicine: Eine systematische Einführung.* 2., überarbeitete und erweiterte Auflage. Stuttgart, Schattauer.

Marstedt, G. (2007) *Evaluation von Programmen zum Disease- Management (DMP): Die Bilanz ist gemischt.* [online]. Bremen, Forum Gesundheistpolitik. Einsehbar unter: http://www.forum-gesundheitspolitik.de/artikel/artikel.pl?artikel=1062 [Stand: 28. Juli 2009].

Mattke, S. (2007) Evidence for the Effect of Disease Management: Is $1 Billion a Year a Good Investment? *The American Journal of Managed Care* [online], 13 (12), S. 670- 676 Einsehbar unter: http://www.ajmc.com/media/pdf/AJMC_07dec_Mattke_670to76.pdf [Stand: 28. Juli 2009].

Menche, N. und Klare, T. (Hrsg.) (2005) *Innere Medizin: Lehrbuch für Pflegeberufe.*4. vollständig überarbeitete Auflage. München, Elsevier GmbH.

Niehoff, J. U. (2008) *Gesundheitssicherung Gesundheitsversorgung Gesundheitsmanagement: Grundlagen, Ziele, Aufgaben, Perspektiven.* Berlin, Medizinisch Wissenschaftliche Verlagsgesellschaft.

Pfaff, H., Schrappe, M., Lauterbach, K. W., Engelmann, U., Halber M. (Hrsg.) (2003) *Gesundheitsversorgung und Disease Management: Grundlagen und Anwendungen der Versorgungsforschung.* 1. Auflage. Bern, Verlag Hans Huber.

Programm für nationale VersorgungsLeitlinien (NVL). (2009) *Nationale VersorgungsLeitlinien.* [online]. Berlin, Ärztliches Zentrum für Qualität in der Medizin. Einsehbar unter: http://www.versorgungsleitlinien.de/themen [Stand: 31. Juli 2009].

Robert Koch Institut (RKI) (2009) *Ausgaben und Finanzierung des Gesundheitswesens.* Heft 45. Berlin, Robert Koch Institut.

Robert Koch Institut (RKI) (2006) *Bürger- und Patientenorientierung im Gesundheitswesen.* Heft 32. Berlin, Robert Koch Institut.

Robert Koch Institut (RKI) (2007) *Medizinische Behandlungsfehler.* Heft 5. Berlin, Robert Koch Institut.

Robert Koch Institut (RKI) (2006) *Koronare Herzkrankheit und akuter Myokardinfarkt.* Heft 33. Berlin, Robert Koch Institut.

SGB V (2008) Sozialgesetzbuch (SGB) Fünftes Buch (V)- Gesetzliche Krankenversicherung- *In:* Deutscher Taschenbuch Verlag (2008) *Sozialgesetzbuch: Textausgabe mit ausführlichem Sachregister und einer Einführung von Professor Dr. Schulin.* 36.vollständig überarbeitete Auflage: Stand: 1. August 2008. München, Deutscher Taschenbuch Verlag GmbH & Co. KG.

Späh, F. (2008) *Herz- Kreislauf- Erkrankungen- die unterschätzte Volkskrankheit.* [online]. Krefeld. Einsehbar unter: http://www.viva.vita.bayerhealthcare.de/fileadmin/user_upload/Vortrag_Spaeh.pdf [Stand: 28. Juli 2009].

Veit, C, Bauer, J., Döbler K., Eckert, O., Fischer B., Woldenga C. (2008) *Qualitätsreport: Koronarangiographie und Perkutane Koronarintervention (PCI).* [online]. Düsseldorf, Bundesgeschäftsstelle Qualitätssicherung g GmbH (BQS). Einsehbar unter: http://www.bqs-qualitaetsreport.de/2007/ergebnisse/leistungsbereiche/pci/PCI.pdf/view [Stand 28. Juli 2009].

Wienbergen, H., Gitt, A.K., Senges, J. (2008) Versorgungsforschung in der Herz- Kreislauf- Medizin: Randomisierte Studien vs. Klinikalltag, *Clinical Research in Cardiology Supplements* [online]. 3 (1), Einsehbar unter: http://www.springerlink.com/content/b1w35n3746761wn5/ [Stand: 28. Juli 2009].

Wiesemann, A., Braunecker, W., Scheidt, R. (2001) *Gemeindemedizin: Gesundheitsförderung und Versorgungsforschung im Östringer Modell.* [online]. Heidelberg, Universitätsklinikum. Einsehbar unter: http://www.klinikum.uni-heidelberg.de/fileadmin/medizinische_klinik/Abteilung_2/Sektion_Allgemeinmedizin/publikationen/Veroeffentlichungen/wiesemann.pdf [Stand: 28. Juli 2009].

Zentrum für *Versorgungsforschung* Köln (ZVFK) (2008) *Zentrum für Versorgungsforschung Köln.* [online]. Köln, Pfaff, H. Einsehbar unter: http://www.zvfk.de/content/index_ger.html [Stand: 31. Juli 2009].

## Bibliographie

Franz- Volhard- Klinik (2000) *Studien: Interventionelle Behandlung der Koronaren Herzkrankheit.* [online]. Berlin, Charité –Universitätsmedizin. Einsehbar unter: http://www.rrk-berlin.de/fvkweb/fvkevents/KardiologischerMittwoch/IKHK/IKHK2.pdf [stand: 30. Juli 2009].

Jacqueline Müller-Nordhorn (2005) *Regionale Trends der kardiovaskulären Mortalität: Bedeutung für das Versorgungsmanagement von Patienten mit Herz-Kreislauf-Erkrankungen.* Veröffentlichte medizinische Habilitation, Charité – Universitätsmedizin Berlin.

Weintraub, W. S., Spartus, J. A., Kolm, P. (2008) *Kein Vorteil durch Herzkatheter zusätzlich zu Arzneien bei KHK: Sind Diabetologen die besseren Kardiologen?* [online]. Düsseldorf, Info Diabetologie. Einsehbar unter: http://www.info-diabetologie.de/2008/05/pdf/dia0508_24.pdf [Stand: 28. Juli 2009].

Winter, D. (2009) *Deutsches Netzwerk Versorgungsforschung e.V.* (DNVF). [online]. Köln, Zentrum für Versorgungsforschung Köln. Einsehbar unter: http://www.netzwerk-versorgungsforschung.de/ [Stand: 31. Juli 2009].

Zentrum für klinische Studien Köln (undatiert) *Zentrum für klinische Studien Köln.* [online]. Köln, Uniklinik Köln. Einsehbar unter: http://www.zks-koeln.de/ [Stand: 31. Juli 2009].

## Abbildungsverzeichnis:



## Abbildung 1: Das systematische Modell des Versorgungssystems

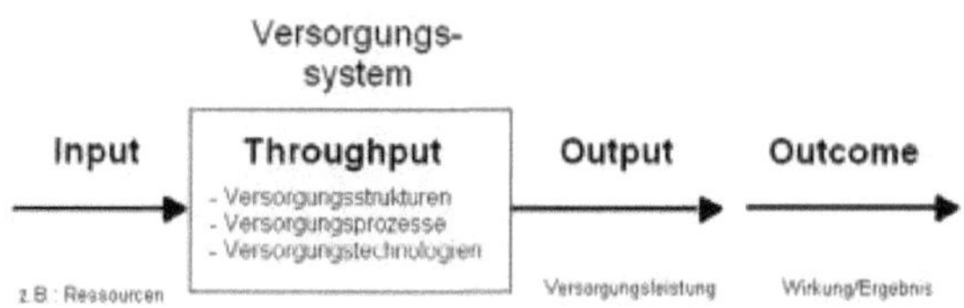


Pfaff, H., Schrappe, M., Lauterbach, K. W., Engelmann, U., Halber M. (Hrsg.), 2003, S.15.

## Abbildung 2: Teildisziplinen der Versorgungsforschung

| Teildisziplin der Versor-gungs-forschung | Bedarfs-forschung | Inanspruch-nahme-forschung | Oranisations-forschung | Health Technology Assessment | Versorgungs-ökonomie | Qualitäts-forschung | Versorgungs-epidemiologie |
|---|---|---|---|---|---|---|---|
| Gegenstand der Betrach-tung | Bedarf<br>- objektiver<br>- subjektiver | Inanspruch-nahme | Versorgungs-strukturen/<br>-prozesse | Versorgungs-technologien/<br>-mittel | Finanzierung<br>Kosten<br>Nutzen | Qualität | Gesundheit<br>Wohlbefinden |
| Ansatzpunkt im system-theoreti-schen Modell | Input | Input | Throughput | Throughput<br>Output<br>Outcome | Input<br>Throughput<br>Output<br>Outcome | Throughput<br>Output<br>Outcome | Outcome |

Pfaff, H., Schrappe, M., Lauterbach, K. W., Engelmann, U., Halber M. (Hrsg.), 2003, S. 17.

## Abbildung 3: Projekte der Förderphase I des BMBF

Analyse individueller und systembedingter Determinanten überdurchschnittlicher Inanspruchnahme psychiatrischer Versorgungsleistungen. Entwicklung eines Screening-Instruments zur Identifikation von High Utilizern unter schizophrenen Patienten

Untersuchungen zur Inanspruchnahme ambulanter und stationärer Krankenhausleistungen durch Pflegeheimbewohner

Pharmakotherapie im Alter: Konsistenz der Medikation bei Wechsel der Versorgungseinrichtungen

Sektorübergreifende Evaluation der Versorgungsqualität bei Behandlung der Schenkelhalsfraktur

Alte Frauen und Männer mit starker Inanspruchnahme des Gesundheitswesens. Eine patientenorientierte Analyse unter besonderer Berücksichtigung soziodemografischer und systembedingter Einflussfaktoren auf das Nutzverhalten

Bestimmung und Quantifizierung nicht-morbiditätsinduzierter Ursachen für Unterschiede bei der Inanspruchnahme des Versorgungssystems

Inanspruchnahme des Versorgungssystems durch Patienten mit unklaren körperlichen Beschwerden

Unterschiede in der Inanspruchnahme klinischer Notfallambulanzen durch deutsche Patienten und Migranten. Problembeschreibung, Ursachenanalyse, Lösung

Untersuchung der Gründe für unterschiedliche Leistungsdichten auf Kreisebene

Einflussfaktoren auf die Inanspruchnahme von Leistungen des deutschen Gesundheitswesens und mögliche Steuerungsansätze

Muster der Inanspruchnahme gesundheitlicher Versorgung von Personen mit psychosomatischen Erkrankungen

Identifizierung und Charakterisierung von Kindern und Jugendlichen mit starker Inanspruchnahme des Gesundheitssystems (High Utilizer) im Land Berlin

Exakte Erfassung der Behandlungsvariabilität durch den Einsatz standardisierter Patienten (Kopfschmerz)

Bundesministerium für Bildung und Forschung (BMBF), 2008, S. 37.

## Abbildung 4: Projekte der Förderphase II des BMBF

Der Beipackzettel: Ist er als Bestandteil des hausärztlichen therapeutischen Umfelds wirksam?

Versorgungsverläufe bei chronisch kranken älteren Menschen: Eine patientenorientierte Analyse zur bedarfsgerechten und wirtschaftlichen Steuerung des Versorgungsgeschehens

Patientenorientierte Qualitätsberichterstattung in der ambulanten Versorgung chronisch Kranker: Entwicklung und Erprobung eines Befragungsinstruments

Untersuchung zur Frequenz notwendiger Blutzucker-Selbstmessungen bei Typ 2 Diabetes. Eine prospektive, kontrollierte, randomisierte, multizentrische Studie

Krankheitsmanifestation und Krankheitsmanagement bei chronischer Herzinsuffizienz

Multizentrische randomisierte und kontrollierte Prüfung eines modularen Schulungsprogramms für die pflegenden Angehörigen von Demenzkranken

Medizinische Rehabilitation bei rheumatoider Arthritis (RA): Akzeptanz und Outcomes unter Mitgliedern gesetzlicher Krankenkassen und Rentenversicherungen

Analyse der Versorgungswege von Patient/-innen mit chronischen Schmerzen

Bundesministerium für Bildung und Forschung (BMBF), 2008, S. 50.

## Abbildung 5: Projekte der Förderphase III des BMBF

**Verbesserung der hausärztlichen Bluthochdruckbehandlung durch leitliniengestützte Intervention**

**Effizientere Versorgung von Patienten mit Angsterkrankungen in der primärärztlichen Praxis**

**Wirksamkeit und Wirtschaftlichkeit einer integrativen, stationär-ambulanten Behandlung von Patientinnen mit Bulimia nervosa unter Nutzung des Short Message Service (SMS)**

**Ergebnismonitoring und Ergebnismanagement in der stationären psychiatrischen Versorgung (EMM)**

**Untersuchung des Zusammenhangs zwischen Behandlungsart, Leistungsintensität und Behandlungsergebnis für ausgewählte chronische Erkrankungen – eine Analyse auf der Basis von GKV-Daten**

**Ambulante Physiotherapie von chronischen Schlaganfallpatienten zu Hause: Gepulste, zielorientierte Therapie vs. konventionelle, kontinuierliche Therapie**

**Patienten mit Ulcus cruris zur Selbstpflege befähigen: Tandempraxen als Modell der interdisziplinären Begleitung**

**Evaluation eines aufsuchenden, multimodalen ambulanten Behandlungsprogramms für Heimkinder zur Vermeidung stationärer kinder- und jugendpsychiatrischer Behandlungsaufenthalte**

**Wie können stationäre Wiederaufnahmen schizophrener Patienten am kosteneffektivsten verhindert werden? Aufwandsgestaffelter Vergleich verschiedener Compliance-Programme**

Bundesministerium für Bildung und Forschung (BMBF), 2008, S. 69.

# Abbildung 6: Ergebnisse von Disease- Management- Programmen

| | Einhaltung von Therapie-Leitlinien durch Ärzte | Änderung des Gesundheitsverhaltens bei Patienten | mittelfristige Verbesserungen der Kontrollwerte | klinische Befunde (Mortalität, Funktionseinschränkungen) | Inanspruchnahme medizinischer Leistungen | gesundheitsökonomische Effekte | Patientenzufriedenheit, Lebensqualität |
|---|---|---|---|---|---|---|---|
| Koronare Herzerkrankung (Herzinsuffizienz) | **verbessert** | nicht überzeugende Evidenz | **verbessert** | nicht überzeugende Evidenz | **weniger stationäre Behandlungen** | nicht überzeugende Evidenz | **verbessert** |
| Koronare Arterienerkrankung (Arteriosklerose) | **verbessert** | **keine Verbesserung** | **verbessert** | **keine Verbesserung** | nicht überzeugende Evidenz | nicht überzeugende Evidenz | unzureichende Evidenz |
| Diabetes mellitus | **verbessert** | **keine Verbesserung** | **verbessert** | unzureichende Evidenz | nicht überzeugende Evidenz | nicht überzeugende Evidenz | unzureichende Evidenz |
| Asthma | nicht überzeugende Evidenz | nicht überzeugende Evidenz | nicht überzeugende Evidenz | **keine Verbesserung** | nicht überzeugende Evidenz | **keine Veränderung** | unzureichende Evidenz |
| chronisch-obstruktive Lungenerkrankung | unzureichende Evidenz | unzureichende Evidenz | nicht überzeugende Evidenz | unzureichende Evidenz | unzureichende Evidenz | unzureichende Evidenz | unzureichende Evidenz |
| Depression | **verbessert** | nicht anwendbar | **verbessert** | unzureichende Evidenz | **höhere Inanspruchnahme** | **höhere Kosten** | **verbessert** |

Marstedt, G., 2007, http://www.forum-gesundheitspolitik.de/artikel/artikel.pl?artikel=1062.

## Tabellenverzeichnis



## Tabelle 1: Beurteilung der kommunikativen Kompetenzen von Ärzten im europäischen Vergleich

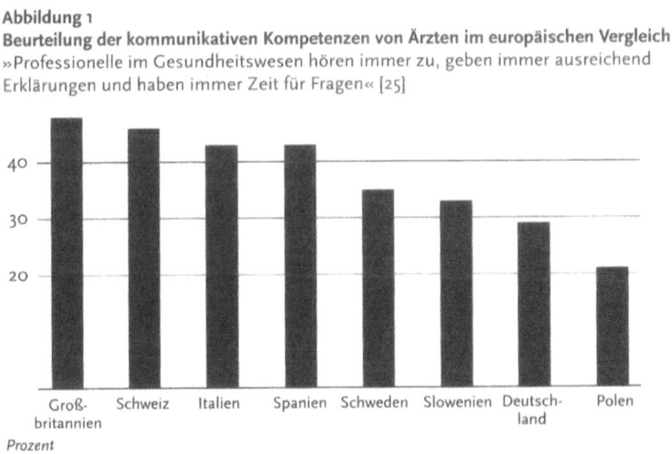


Robert Koch Institut (RKI), 2006, S. 16.

## Tabelle 2: Entwicklung der Gesundheitsausgaben in Deutschland (nominal)

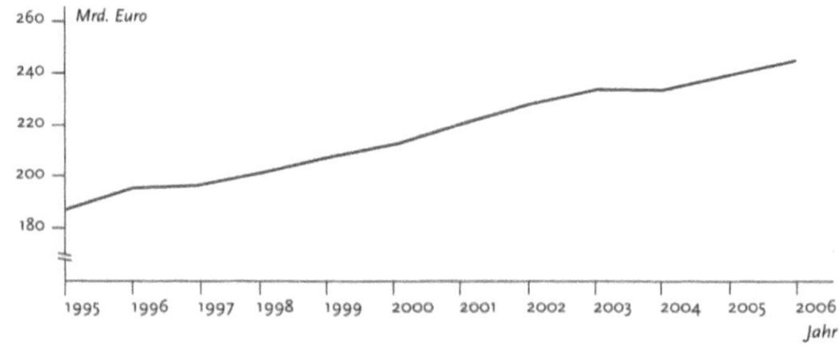


Robert Koch Institut (RKI), 2009, S. 14.

## Tabelle 3: Entwicklung der Gesundheitsausgaben, Anteil am BIP

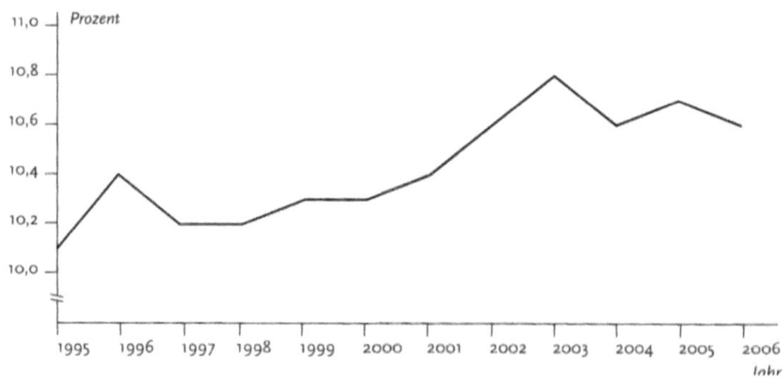


Robert Koch Institut (RKI), 2009, S. 25.

**Tabelle 4: Projekte des ZVFK 2006- 2009**

| | |
|---|---|
| 1 | Alter- und Behinderung- Wissenschaftliche Begleitung zweier Modellprojekte in der Behindertenhilfe (BK III) |
| 2 | Auswirkungen unterschiedlicher Trägerstrukturen von Krankenhäusern auf die Qualität der Krankenversorgung der Bevölkerung |
| 3 | Behandlungsverläufe bei Akutem Koronarsyndrom und Schlaganfall (BAKS) |
| 4 | Evaluation des Modellprojektes zu ausgewählten kardiologischen Leistungen im Freistaat Sachsen |
| 5 | Exploration und Priorisierung von Patientenpräfarenzen im Rahmen der Entwicklung von Ergbnisqualitätsindikatoren |
| 6 | Cologne Smoking Study (CoSmoS) |
| 7 | HAROW- Neue Erkenntnisse zur Behandlung des lokal begrenzten Prostatakarzinoms: Teilprojekt „Arzt- Patient- Intreraktion“ |
| 8 | Inanspruchnahme, soziales Netzwerk und Alter (INA.- Studie) in Einrichtungen der Behindertenhilfe |
| 9 | Integriertes Versorgungsmodell hochbetagte Patienten in Herne (IV- Herne) |
| 10 | Zusammenhang zwischen ärztlicher Empathie und psychosozialen Outcomes bei Patienten mit Bronchial-, Ösophagus-, Kolorektal-, Mamma-, Prostata- und Hautkarzinom |

ZVFK, 2009, eigene Darstellung.

**Tabelle 5: Hospitale Mortalität bei RCT- und Herzinfarktregister- Patienten**

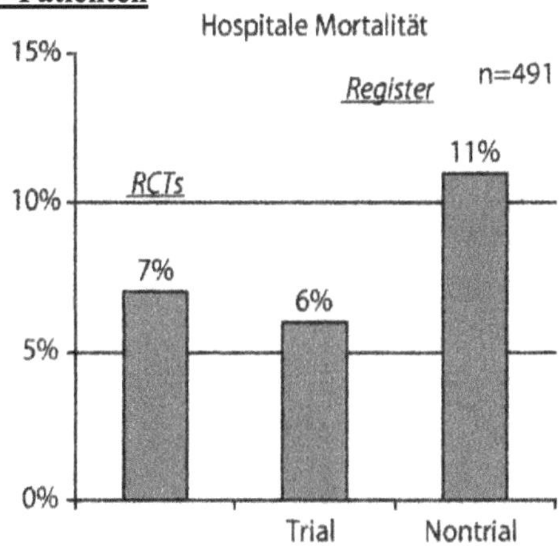


Wienbergen, H., Gitt, A.K., Senges, J., 2008, S. 15.

## Tabelle 6: Ergebnisse der COURAGE- Studie

Mean Scores over Time in Five Domains of the Seattle Angina Question

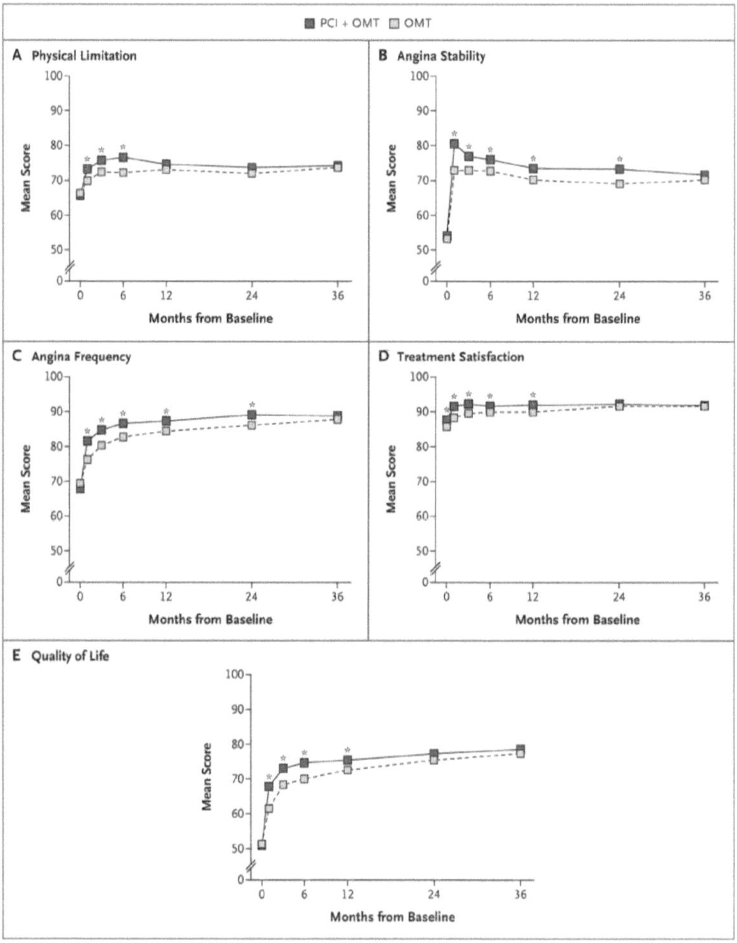


COURAGE Trial Research Group, 2008, http://content.nejm.org/content/vol359/issue7/images/large/05f2.jpeg.